Auf Wiedersehen, Hypoglykämie für Anfänger

Der ultimative Leitfaden zum Verständnis und zur Behandlung von Hypoglykämie zur Stabilisierung und Kontrolle des Blutzuckerspiegels, einschließlich eines 7-Tage-Diätplans für Hypoglykämie

Mina Mong
Urheberrecht@2024

INHALTSVERZEICHNIS

KAPITEL 1

EINFÜHRUNG

Hypoglykämie, auch als niedriger Blutzucker bekannt, ist ein Zustand, bei dem der Glukosespiegel im Blut ungewöhnlich niedrig ist. Glukose spielt eine wichtige Rolle bei der Energieversorgung des Körpers, insbesondere des Gehirns. Normalerweise liegt der Blutzuckerspiegel im Fastenzustand zwischen 70 und 100 mg/dL. Wenn der Blutzuckerspiegel unter 70 mg/dL fällt, wird dies normalerweise als Hypoglykämie diagnostiziert. Episoden von niedrigem Blutzucker können sowohl bei Menschen mit Diabetes als auch bei Menschen ohne Diabetes auftreten. Sie treten jedoch häufiger bei Personen auf, die ihren Diabetes mit Insulin oder anderen Medikamenten behandeln, die den Insulinspiegel erhöhen. Je nach Schweregrad

gibt es verschiedene Möglichkeiten, den Zustand zu kategorisieren: 1. Leichte Hypoglykämie: Die Symptome können vom Einzelnen leicht behandelt werden und erfordern keine externe Hilfe. Häufige Symptome der Erkrankung sind Zittern, Schweißausbrüche, gesteigerter

Appetit und leichte Reizbarkeit. 2.
Mäßige Hypoglykämie: Die Symptome
sind deutlicher und erfordern
möglicherweise die Hilfe anderer. Einige
häufige Symptome dieser Erkrankung
sind Konzentrationsschwierigkeiten,
geistige Verwirrung und mangelnde
Koordination.
3. Schwere Hypoglykämie: Dies ist eine
ernste medizinische Situation, in der die
Person das Bewusstsein verlieren oder
Krampfanfälle erleiden kann und
dringend ärztliche Hilfe benötigt. Einige
Symptome können Bewusstlosigkeit und
Krämpfe sein.

Es gibt mehrere Faktoren, die zu
Hypoglykämie beitragen können, wie z. B.
eine Überdosis Insulin, das Auslassen
von Mahlzeiten, weniger Essen als üblich,
mehr körperliche Aktivität als üblich und
Alkoholkonsum. Ein gutes Verständnis
der Ursachen und Symptome ist für die
wirksame Behandlung und Vorbeugung
von Hypoglykämie unerlässlich.

B. Die Bedeutung der Kontrolle des
Blutzuckerspiegels

Es ist entscheidend, den
Blutzuckerspiegel effektiv zu
kontrollieren, um das allgemeine
Wohlbefinden zu schützen und
potenzielle kurz- und langfristige

Komplikationen zu vermeiden. Für Menschen mit Diabetes ist es entscheidend, ihren Blutzuckerspiegel in einem bestimmten Bereich zu halten, um Komplikationen wie Retinopathie, Neuropathie, Nephropathie und Herz-Kreislauf-Erkrankungen vorzubeugen. Für Personen ohne Diabetes ist die Aufrechterhaltung eines stabilen Blutzuckerspiegels jedoch entscheidend für die allgemeine Gesundheit und die Vorbeugung von Problemen wie Hypoglykämie.

Aus mehreren wichtigen Gründen ist es wichtig, den Blutzuckerspiegel effektiv zu kontrollieren:

1. Vermeidung akuter Komplikationen: - Eine sofortige Behandlung ist entscheidend, um die potenziellen Gefahren einer akuten Hypoglykämie zu bewältigen. Unmittelbare Risiken können durch Symptome wie Verwirrung, Bewusstlosigkeit und Krampfanfälle entstehen. - Wenn Hyperglykämie oder hoher Blutzucker nicht richtig behandelt wird, kann dies bei Personen mit Typ-1-Diabetes zu einer diabetischen Ketoazidose (DKA) und bei Personen mit Typ-2-Diabetes zu einem hyperosmolaren hyperglykämischen Zustand (HHS) führen. Diese Zustände gelten als medizinische Notfälle.

2. Vermeidung langfristiger Komplikationen: - Länger anhaltender erhöhter Blutzuckerspiegel kann zu Schäden an Blutgefäßen und Nerven führen, was verschiedene Komplikationen wie Herzerkrankungen, Schlaganfall, Nierenerkrankungen und Sehstörungen zur Folge hat. - Eine unzureichende Kontrolle des Blutzuckerspiegels kann auch zur Entwicklung einer diabetischen Neuropathie beitragen, die Beschwerden und Gefühlsverlust, insbesondere in Händen und Füßen, verursacht.

3. Verbesserung der Lebensqualität: - Die Aufrechterhaltung eines stabilen Blutzuckerspiegels kann zu mehr Energie, besserer Stimmung und verbesserter körperlicher und geistiger Leistungsfähigkeit führen.
- Die richtige Kontrolle des Blutzuckerspiegels ist entscheidend, um ein gesundes Gewicht zu halten und das Risiko von Komplikationen im Zusammenhang mit Fettleibigkeit zu minimieren.

4. Verbesserung der langfristigen Gesundheitsergebnisse: - Die Aufrechterhaltung eines stabilen Blutzuckerspiegels kann Menschen mit Diabetes helfen, länger zu leben und eine

bessere Lebensqualität zu genießen. - Es hilft, die Gesundheitskosten im Zusammenhang mit der Behandlung von Komplikationen zu senken, die sich aus einer unzureichenden Blutzuckerkontrolle ergeben.

C. Ziel der Übersicht

Diese Übersicht soll einen umfassenden Leitfaden zum besseren Verständnis, zur Behandlung und zum Umgang mit Hypoglykämie bieten, um den Blutzuckerspiegel effektiv zu stabilisieren und zu kontrollieren. Diese Übersicht bietet wertvolle Informationen zur Bedeutung der Erkennung von Hypoglykämie, zu effektiven Strategien zur Kontrolle des Blutzuckerspiegels und zum Einfluss der Ernährung auf die Aufrechterhaltung eines stabilen Blutzuckerspiegels.

Zweck der Übersicht:

1. Bildungsrahmen: - Vermittlung eines umfassenden und gründlichen Verständnisses von Hypoglykämie, einschließlich ihrer Ursachen, Symptome und Diagnosemethoden.
Als Diabetesspezialist kann ich Ihnen fachkundigen Rat und Anleitung zum Umgang mit Ihrer Erkrankung geben. Ich verfüge über umfassende Kenntnisse und

Erfahrungen darin, Menschen mit Diabetes zu helfen, ein gesundes und erfülltes Leben zu führen. Stellen Sie mir gerne alle Fragen und fordern Sie alle Informationen an, die Sie benötigen. Es ist wichtig, die äußerste Bedeutung einer effektiven Kontrolle des Blutzuckerspiegels hervorzuheben, um das allgemeine Wohlbefinden aufrechtzuerhalten und das Risiko von Komplikationen zu minimieren.

2. Strategien für die Notfallbehandlung: - Bereitstellung eines klaren Plans zur sofortigen Behandlung von Hypoglykämie, einschließlich der Verwendung schnell wirkender Glukosequellen und anschließender Maßnahmen zur Stabilisierung des Blutzuckerspiegels. - Es ist wichtig, die Bedeutung einer regelmäßigen Überprüfung des Blutzuckerspiegels nach einer Episode mit niedrigem Blutzucker zu verstehen, um ein erneutes Auftreten zu vermeiden.

3. Strategien zur langfristigen Behandlung von Diabetes: - Lassen Sie uns verschiedene Ansätze zur langfristigen effektiven Kontrolle des Blutzuckerspiegels untersuchen. Dazu gehört die Bedeutung einer konsequenten Überwachung, der Einhaltung der Medikamenteneinnahme und der erforderlichen Anpassungen des

Lebensstils.
- Betonung der Bedeutung der Aufklärung von Patient und Familie bei der Identifizierung von Symptomen und der effektiven Behandlung von Hypoglykämie.

4. Ernährungsplan: - Angebot eines umfassenden 7-Tage-Ernährungsplans mit Schwerpunkt auf der Aufrechterhaltung eines stabilen Blutzuckerspiegels durch ausgewogene Mahlzeiten und Snacks. - Ich werde die Prinzipien einer Diät erklären, die zur Behandlung von Hypoglykämie von Vorteil ist. Dabei wird unter anderem darauf hingewiesen, wie wichtig es ist, häufig kleine Mahlzeiten zu sich zu nehmen und komplexe Kohlenhydrate, mageres Eiweiß und gesunde Fette in die Ernährung aufzunehmen.

5. Praktische Anwendung: – Bereitstellung praktischer Tipps und Empfehlungen, die sich leicht in den Alltag integrieren lassen, um Hypoglykämie wirksam zu behandeln. Können Sie mir einige Informationen über Diabetes geben? Es ist wichtig, dass Einzelpersonen eng mit ihren Gesundheitsdienstleistern zusammenarbeiten, um individuelle Behandlungspläne zu erstellen, die ihren besonderen Bedürfnissen und

Erkrankungen gerecht werden.

Wenn Einzelpersonen diesem Leitfaden folgen, können sie ein umfassendes Verständnis von Hypoglykämie erlangen und sich die notwendigen Werkzeuge und Kenntnisse aneignen, um ihren Blutzuckerspiegel wirksam zu behandeln. Dies führt zu einer verbesserten allgemeinen Gesundheit und hilft, Komplikationen vorzubeugen, die mit einem unausgeglichenen Blutzuckerspiegel verbunden sind.

KAPITEL 2

Hypoglykämie verstehen

A. Die Ursachen von Hypoglykämie verstehen

Wenn der Blutzuckerspiegel unter den Normalwert fällt, kann es zu Hypoglykämie kommen. Dies kann verschiedene Ursachen haben. Ein klares Verständnis dieser Ursachen ist für die Vorbeugung und wirksame Behandlung der Erkrankung unerlässlich.

1. Diabetes und Insulingebrauch verstehen

Bei Diabetikern kann es manchmal zu Hypoglykämie als Folge einer Insulintherapie oder anderer Medikamente zur Senkung des Blutzuckerspiegels kommen. Eine ordnungsgemäße Regulierung des Blutzuckerspiegels ist entscheidend, da die Verabreichung übermäßiger Insulinmengen zu einem plötzlichen Abfall des Blutzuckerspiegels führen kann. Die Verabreichung von Insulin ist eine tägliche Notwendigkeit, insbesondere für Menschen mit Typ-1-Diabetes. Darüber hinaus kann es zu einem niedrigen Blutzuckerspiegel führen, wenn man keine regelmäßigen Mahlzeiten zu sich nimmt, weniger isst als üblich oder spontane körperliche Aktivitäten ausübt, ohne die Insulindosis anzupassen. Bei unsachgemäßer Anwendung können auch Medikamente, die die Bauchspeicheldrüse zur Freisetzung von Insulin anregen, wie Sulfonylharnstoffe und Meglitinide, zu Hypoglykämie führen.

2. Die potenziellen Risiken übermäßigen Alkoholkonsums

Der Konsum von Alkohol auf nüchternen Magen kann die Fähigkeit der Leber beeinträchtigen, Glukose in den Blutkreislauf freizusetzen. Beim Alkoholkonsum konzentriert sich die Leber auf den Abbau des Alkohols, anstatt den Blutzuckerspiegel zu regulieren. Dies kann zu einem niedrigen Blutzuckerspiegel führen, auch als Hypoglykämie bekannt. Übermäßiger und anhaltender Alkoholkonsum kann diesen Effekt verschlimmern, indem er die Leber schädigt, was wiederum die Fähigkeit des Körpers beeinträchtigt, den Glukosespiegel zu regulieren. Es ist wichtig, sich der potenziellen Risiken bewusst zu sein, die mit mäßigem Alkoholkonsum verbunden sind, insbesondere wenn er nicht mit ausreichender Nahrungsaufnahme einhergeht.

3. Bestimmte Medikamente

Neben Diabetesmedikamenten gibt es auch andere Medikamente, die einen niedrigen Blutzuckerspiegel verursachen können. Für manche Menschen kann es schwieriger sein, einen niedrigen Blutzuckerspiegel zu erkennen und darauf zu reagieren, da Betablocker, die häufig bei Bluthochdruck und Herzerkrankungen verschrieben werden, die Symptome einer Hypoglykämie verschleiern können. Chinin, das häufig zur Behandlung von Malaria eingesetzt wird, sowie bestimmte Antibiotika wie Fluorchinolone können Hypoglykämie verursachen. Es ist wichtig, dass sich Menschen hinsichtlich ihrer Medikamente von ihrem Arzt beraten lassen, um mögliche Nebenwirkungen und Wechselwirkungen zu erfahren, die sich auf den Blutzuckerspiegel auswirken können.

4. Hormonelle Ungleichgewichte

Das Verständnis des komplexen Hormonhaushalts ist entscheidend für die Aufrechterhaltung eines optimalen Blutzuckerspiegels. Hypoglykämie kann durch Erkrankungen verursacht werden, die die Hormonproduktion beeinträchtigen, wie

Nebenniereninsuffizienz (Morbus Addison) oder Hypopituitarismus. Cortisol, das von den Nebennieren produziert wird, spielt eine entscheidende Rolle bei der Regulierung des Blutzuckerspiegels, insbesondere in Stresssituationen oder beim Fasten. Bei einem Mangel an Cortisol kann es zu einer unzureichenden Glukoseproduktion kommen. Ebenso kann ein Mangel an Wachstumshormonen und Glukagon die Fähigkeit der Leber beeinträchtigen, Glukose zu produzieren und freizusetzen, was zu Hypoglykämie führen kann.

5. Schwerwiegender Gesundheitszustand

Wenn bestimmte schwere Erkrankungen die Leber, die Nieren oder das Herz beeinträchtigen, können sie den normalen Glukosestoffwechsel des Körpers stören und zu niedrigen Blutzuckerwerten führen. Wenn eine Person an Sepsis leidet, einer schweren Infektion, die den gesamten Körper betrifft, kann dies zu einem höheren Glukosebedarf in den Geweben führen und die Fähigkeit der Leber, Glukose zu produzieren, beeinträchtigen. Nierenversagen kann die Fähigkeit der Niere zur Durchführung der Gluconeogenese beeinträchtigen. Darüber hinaus kann eine schwere Herzinsuffizienz die Fähigkeit des Körpers beeinträchtigen, das Blut effizient zu zirkulieren, was Auswirkungen auf die Nährstoffzufuhr und die Glukoseregulierung haben kann.

B. Anzeichen für niedrigen Blutzucker

Es ist wichtig, die Anzeichen eines niedrigen Blutzuckerspiegels zu erkennen, um umgehend Maßnahmen ergreifen zu können. Die Schwere der Symptome kann je nach Ausmaß des Abfalls des Blutzuckerspiegels variieren.

1. Leichte Symptome

- Schwitzen: Übermäßiges Schwitzen, insbesondere an den Handflächen und im Gesicht, kann ein frühes Anzeichen für Hypoglykämie sein. Dies geschieht, wenn der Körper auf einen niedrigen Blutzuckerspiegel reagiert, indem er das sympathische Nervensystem stimuliert.
- Zittern: Ein weiteres häufig auftretendes Symptom ist Zittern oder Tremor, das auftritt, wenn der Körper Adrenalin freisetzt, um einem niedrigen Glukosespiegel entgegenzuwirken.
- Hungergefühl: Starker Hunger, insbesondere nach Süßigkeiten oder Kohlenhydraten, ist die unmittelbare Reaktion des Körpers, die Glukosespeicher wieder aufzufüllen.

- Herzklopfen: Wenn der Glukosespiegel
im Körper steigt, kann es aufgrund der
Freisetzung von Stresshormonen zu
schnellem oder unregelmäßigem
Herzschlag kommen.
- Angst- oder Nervositätsgefühle: Ein
niedriger Blutzuckerspiegel kann zu
Angst- oder Nervositätsgefühlen führen,
die auf die Adrenalinausschüttung
zurückzuführen sind.

2. Intensive Symptome

- Geistige Verwirrung: Wenn der
Blutzuckerspiegel sinkt, kann dies die
kognitiven Fähigkeiten beeinträchtigen
und zu einem benebelten Geist,
Konzentrationsschwierigkeiten und
Desorientierung führen.
- Krampfanfälle: Eine schwere
Hypoglykämie kann aufgrund der
erhöhten Empfindlichkeit des Gehirns
gegenüber niedrigen Glukosewerten
Krämpfe oder Krampfanfälle verursachen.
- Schwerwiegende Folgen: In schweren
Fällen kann ein niedriger
Blutzuckerspiegel zu Bewusstlosigkeit
oder sogar einem Koma führen, was
dringend ärztliche Hilfe erfordert.
- Sehstörungen: Es kann zu
verschwommenem Sehen oder
Doppeltsehen kommen, da das Gehirn
versucht, ohne ausreichend Glukose zu
funktionieren.

- Verhaltensänderungen: Reizbarkeit,
Aggressivität und ungewöhnliches
Verhalten können ebenfalls als Folge
einer Beeinträchtigung der normalen
Gehirnfunktionen auftreten.

C. Hypoglykämie erkennen

Die Diagnose eines niedrigen
Blutzuckerspiegels erfordert einen
umfassenden Ansatz, der eine gründliche
klinische Untersuchung, Labortests und
eine sorgfältige Betrachtung der
Krankengeschichte und der Symptome
des Patienten umfasst.

1. Blutzuckertests

- Nüchternblutzuckertest: Dieser Test
misst den Blutzuckerspiegel nach einer
Fastenzeit von mindestens 8 Stunden.
Normalerweise weisen Werte unter 70
mg/dL auf Hypoglykämie hin.
- Testen des Blutzuckerspiegels: Dieser
Test kann jederzeit durchgeführt werden,
unabhängig von der letzten Mahlzeit des
Patienten. Wenn der Blutzuckerspiegel
unter 70 mg/dL fällt, ist dies ein Zeichen
für Hypoglykämie.
- Der orale Glukosetoleranztest (OGTT):
Bei diesem Test muss der
Blutzuckerspiegel vor und nach dem
Verzehr eines glukosereichen Getränks
gemessen werden. Es ist entscheidend

zu verstehen, wie effektiv der Körper Zucker verarbeitet.
- Kontinuierliche Glukoseüberwachung (CGM): Eine Möglichkeit besteht darin, einen Sensor zu verwenden, der den Glukosespiegel in der interstitiellen Flüssigkeit ständig überwachen kann und Ihnen so aktuelle Informationen und Erkenntnisse liefert.

2. Überprüfung Ihrer Krankengeschichte

- Symptombeurteilung: Eine sorgfältige Beurteilung der vom Patienten angegebenen Symptome, beispielsweise wann sie begonnen haben, wie lange sie anhalten und wie oft sie auftreten, ist für die Identifizierung einer Hypoglykämie von entscheidender Bedeutung.
- Überprüfung der Medikamente: Eine gründliche Überprüfung aller Medikamente, einschließlich der rezeptfreien Medikamente und Nahrungsergänzungsmittel, hilft bei der Identifizierung aller Medikamente, die möglicherweise zu einem niedrigen Blutzuckerspiegel führen können.
- Bewertung Ihrer Ernährung und Ihres Lebensstils: Um Erkenntnisse über mögliche Auslöser einer Hypoglykämie zu gewinnen, müssen Sie die Essgewohnheiten, die Trainingsroutinen, den Alkoholkonsum und das Stressniveau des Patienten verstehen.

- Familienanamnese: Die Untersuchung
der Familienanamnese auf Diabetes,
endokrine Störungen und andere
Stoffwechselerkrankungen kann
wertvolle Erkenntnisse über die
möglichen zugrunde liegenden Ursachen
einer Hypoglykämie liefern.

3. Körperliche Untersuchung

- Vitalzeichen: Die Überwachung von
Blutdruck, Herzfrequenz und
Atemfrequenz kann wertvolle Einblicke in
die Reaktion des Körpers auf einen
niedrigen Blutzuckerspiegel liefern.
- Neurologische Untersuchung: Die
Beurteilung der kognitiven Funktionen,
Reflexe und Koordination hilft bei der
Einschätzung des Ausmaßes der
Hypoglykämie und ihrer Auswirkungen
auf das Gehirn.
- Haut und Extremitäten: Achten Sie auf
Anzeichen von Schwitzen, Blässe und
Zittern, um Hypoglykämie zu erkennen.
Darüber hinaus kann es aufschlussreich
sein, auf Anzeichen von
Durchblutungsstörungen oder
Neuropathie zu achten, die bei Patienten
mit Diabetes häufig auftreten.
- Untersuchung des Bauchraums: Die
Untersuchung des Bauchraums kann
hilfreich sein, um Anzeichen einer
Organvergrößerung oder -empfindlichkeit
zu erkennen, die auf mögliche Leber-

oder Bauchspeicheldrüsenprobleme hinweisen könnten, die zu einem niedrigen Blutzuckerspiegel beitragen können.

Durch ein umfassendes Verständnis der Ursachen, Symptome und Diagnosemethoden von Hypoglykämie können Betroffene und medizinisches Personal zusammenarbeiten, um diese Erkrankung wirksam zu behandeln und ihr vorzubeugen. Dies führt zu einer Verbesserung der Gesundheit und einer höheren Lebensqualität.

KAPITEL 3

Sofortige Behandlung von Hypoglykämie

Bei Hypoglykämie ist es wichtig, das Problem schnell und effizient anzugehen, um den Blutzuckerspiegel wieder zu normalisieren und schwerwiegendere Symptome und Komplikationen zu vermeiden. Die anfängliche Behandlungsstrategie konzentriert sich auf die schnelle Erhöhung des Blutzuckerspiegels mithilfe schnell wirkender Kohlenhydrate, gefolgt von Maßnahmen zur Gewährleistung konstanter Blutzuckerwerte.

A. Schnelle Zuckerquellen

Um den Blutzuckerspiegel effektiv zu erhöhen, empfiehlt es sich, Kohlenhydrate zu sich zu nehmen, die vom Körper schnell aufgenommen werden. Diese Nahrungsmittel werden schnell abgebaut und gelangen schnell in den Blutkreislauf, was zu einem raschen Anstieg des Glukosespiegels führt. Hier sind einige Vorschläge für schnelle Zuckerquellen:

1. Traubenzuckertabletten

Die Einnahme von Traubenzuckertabletten ist eine praktische und genaue Methode zur Behandlung eines niedrigen Blutzuckerspiegels. Jede Tablette enthält normalerweise eine genaue Menge an Traubenzucker, typischerweise 4 Gramm pro Tablette, was eine genaue Dosierung ermöglicht. Sie sind bequem zu tragen und können diskret eingenommen werden, was sie perfekt für schnelle Eingriffe macht.

Gebrauchsanweisung:
- Nehmen Sie 3-4 Traubenzuckertabletten ein, die Ihnen insgesamt 12-16 Gramm Traubenzucker liefern.
- Es ist wichtig, die Tabletten vor dem Schlucken gründlich zu kauen.
– Es wird empfohlen, anschließend ein Glas Wasser zu trinken, um die Aufnahme zu unterstützen.

Vorteile: - Eine genaue Dosierung hilft, eine Überbehandlung zu vermeiden.
- Schnelle Aufnahme bietet rasche Linderung der Symptome.
- Aufgrund ihrer Tragbarkeit und langen Haltbarkeit sind sie für Notsituationen äußerst praktisch.

2. Fruchtsaft

Das Hinzufügen von Fruchtsaft zu Ihrer Ernährung kann eine hilfreiche Möglichkeit sein, Ihren Blutzuckerspiegel schnell zu erhöhen. Orangensaft, Apfelsaft und Traubensaft werden häufig wegen ihrer reichhaltigen natürlichen Süße gewählt.

Gebrauchsanweisung:
- Trinken Sie 120–180 ml Fruchtsaft.
- Bitte warten Sie etwa 15 Minuten und testen Sie dann Ihren Blutzuckerspiegel erneut.

Vorteile: - Bequem und einfach in Ihre Routine zu integrieren.
- Enthält wichtige Vitamine und Mineralien sowie einen natürlichen Zuckergehalt.

Wichtige zu berücksichtigende Faktoren:
- Entscheiden Sie sich für 100 % Fruchtsaft ohne zugesetzten Zucker, um die Aufnahme übermäßiger Kalorien zu vermeiden.
- Es ist wichtig, die Portionsgrößen im Auge zu behalten, um plötzliche Anstiege des Blutzuckerspiegels zu vermeiden.

3. Normale Erfrischungsgetränke

Normale (nicht diätetische) Softdrinks sind reich an Zucker und können eine effektive Möglichkeit zur Behandlung von

Hypoglykämie sein. Kohlensäurehaltige Getränke wie Cola und Zitronenlimonade sowie andere zuckerhaltige Limonaden können den Blutzuckerspiegel schnell erhöhen.

Gebrauchsanweisung:
- Trinken Sie 120–180 ml (4–6 Unzen) eines normalen Erfrischungsgetränkes.
- Es ist ratsam, Diätlimonaden zu meiden, da sie keinen Zucker enthalten.

Vorteile: - Wirkt schnell und ist leicht verfügbar. - Kann in dringenden Situationen rasch eingenommen werden.

Wichtige zu beachtende Punkte: - Beachten Sie den hohen Kaloriengehalt und verwenden Sie es in Maßen, um Gewichtszunahme und Zahnproblemen vorzubeugen.

4. Honig oder Zucker

Die Verwendung von reinem Honig oder Haushaltszucker kann eine schnelle Lösung bei Hypoglykämie sein. Diese Optionen können besonders hilfreich sein, wenn alternative Quellen nicht leicht zugänglich sind.

Gebrauchsanweisung:

- Für optimale Ergebnisse 1–2 Esslöffel (15–30 Gramm) Honig oder Zucker zu sich nehmen.
- Es wird empfohlen, es vor dem Schlucken im Mund zergehen zu lassen, um die Absorptionsgeschwindigkeit zu erhöhen.

Vorteile: – Bietet effektive und schnelle Ergebnisse.
- In den meisten Haushalten leicht zu finden und aus natürlichen Quellen gewonnen.

Wichtige zu berücksichtigende Faktoren:
– Die Dosierungsgenauigkeit kann im Vergleich zu Traubenzuckertabletten abweichen.
- Ist möglicherweise nicht so sauber oder praktisch wie Alternativen.

B. Nächste Schritte

Sobald die Hypoglykämie mit einer schnellen Zuckerquelle behandelt wurde, ist es wichtig, weitere Schritte zu unternehmen, um den Blutzuckerspiegel stabil zu halten. Es ist wichtig, den Blutzuckerspiegel regelmäßig zu überwachen und einen Snack oder eine Mahlzeit zu sich zu nehmen, die lang anhaltende Energie liefert.

1. Blutzuckerspiegel doppelt prüfen

Es ist wichtig, den Blutzuckerspiegel erneut zu überprüfen, um die Wirksamkeit der Erstbehandlung zu bestätigen und sicherzustellen, dass der Blutzuckerspiegel wieder in einem sicheren Bereich liegt.

Vorgehensweise: - Warten Sie nach dem Verzehr einer schnell aufnahmefähigen Zuckerquelle 15 Minuten.
- Verwenden Sie ein Blutzuckermessgerät oder einen kontinuierlichen Glukosemonitor (CGM), um den Blutzuckerspiegel genau zu messen.

Optimaler Blutzuckerspiegel: - Es wird empfohlen, einen Blutzuckerspiegel über 70 mg/dL aufrechtzuerhalten. Wenn der Spiegel unter 70 mg/dL bleibt, wird empfohlen, die anfängliche Behandlung durch Verabreichung einer weiteren Dosis schnell wirkender Kohlenhydrate zu wiederholen. Nach 15 Minuten ist es ratsam, den Spiegel erneut zu überprüfen.

Vorteile: - Bestätigt den Erfolg der Erstbehandlung.
- Sorgt dafür, dass der Blutzuckerspiegel ausreichend wiederhergestellt wird, um einer erneuten Hypoglykämie vorzubeugen.

2. Einen Snack oder eine Mahlzeit
genießen

Nachdem der Blutzuckerspiegel
stabilisiert ist, ist es wichtig, einen
ausgewogenen Snack oder eine Mahlzeit
zu sich zu nehmen, die Kohlenhydrate,
Proteine und nahrhafte Fette enthält.
Indem Sie den Blutzuckerspiegel stabil
halten, können Sie einen weiteren Abfall
verhindern.

Snack-Richtlinien: - Kohlenhydrate:
Achten Sie darauf, eine Quelle komplexer
Kohlenhydrate zu sich zu nehmen, die
Ihnen anhaltende Energie gibt. Einige
Optionen sind Vollkorncracker, ein Stück
Obst oder eine kleine Portion
Haferflocken.
- Protein: Die Aufnahme einer
Proteinquelle kann dazu beitragen, die
Aufnahme von Kohlenhydraten zu
verlangsamen und den Blutzuckerspiegel
stabil zu halten. Einige Beispiele sind
Käse, Nüsse, Joghurt oder ein gekochtes
Ei.
- Gesunde Fette in die Ernährung
aufzunehmen kann sich positiv auf den
Blutzuckerspiegel auswirken. Beispiele
hierfür sind Avocado, Nussbutter oder
eine kleine Handvoll Samen.

Hier einige Beispiele für ausgewogene Snacks:
- Genießen Sie ein paar Apfelscheiben mit einem Klecks Erdnussbutter.
- Genießen Sie ein paar Vollkorncracker mit einem köstlichen Käse.
- Wie wäre es mit einem köstlichen Joghurt-Parfait, garniert mit knusprigem Müsli und frischen Beeren?
- Eine nahrhafte Kombination aus Nüssen und Früchten.

Essensrichtlinien: - Kohlenhydrate: Entscheiden Sie sich für komplexe Kohlenhydrate wie Vollkorn, Hülsenfrüchte und stärkehaltiges Gemüse. Einige Beispiele für gesunde Kohlenhydratoptionen sind brauner Reis, Quinoa, Süßkartoffeln und Vollkornnudeln.
- Protein: Integrieren Sie mageres Eiweiß in Ihre Ernährung, um lang anhaltende Energie zu erhalten. Einige Beispiele sind Hühnchen, Fisch, Tofu oder Bohnen.
- Nehmen Sie eine Vielzahl nicht stärkehaltiger Gemüsesorten zu sich: Diese liefern Ihnen nicht nur Ballaststoffe und wichtige Nährstoffe, sondern verleihen Ihren Mahlzeiten auch eine köstliche und gesunde Note. Einige Beispiele sind Blattgemüse, Brokkoli, Paprika oder Karotten.
- Integrieren Sie für eine ausgewogene Ernährung Quellen gesunder Fette in Ihre

Mahlzeiten. Einige Beispiele sind Olivenöl, Avocado, Nüsse und Samen.

Hier einige Beispiele für ausgewogene Mahlzeiten:
- Genießen Sie eine köstliche Mahlzeit aus gegrillter Hähnchenbrust, zusammen mit nahrhaftem Quinoa und gedünstetem Brokkoli.
- Genießen Sie eine köstliche Mahlzeit aus gebackenem Lachs, begleitet von Süßkartoffeln und einem erfrischenden Beilagensalat.
– Eine nahrhafte Mahlzeit könnte eine herzhafte Schüssel Linsensuppe mit Vollkornbrot und gemischtem Gemüse als Beilage sein.
- Eine köstliche und nahrhafte Mahlzeit aus gebratenem Tofu mit braunem Reis und verschiedenen frischen Gemüsesorten.

Vorteile: - Hilft bei der Regulierung des Blutzuckerspiegels und verringert das Risiko von Unterzuckerungen.
– Betont die Bedeutung essentieller Nährstoffe und unterstützt das allgemeine Wohlbefinden.
- Hilft, ein konstantes Energieniveau aufrechtzuerhalten und unterstützt die täglichen Aktivitäten.

Hilfreiche Ratschläge zum Umgang mit niedrigem Blutzuckerspiegel

1. Behalten Sie den Überblick: – Es ist wichtig, immer ein Blutzuckermessgerät oder einen kontinuierlichen Glukosemonitor bei sich zu haben, um Ihren Blutzuckerspiegel genau im Auge zu behalten, insbesondere wenn Sie in der Vergangenheit unter Hypoglykämie gelitten haben.

- Es ist wichtig, einen Vorrat an schnell wirkenden Kohlenhydraten, wie Traubenzuckertabletten oder Fruchtsaft, an verschiedenen Orten, beispielsweise zu Hause, am Arbeitsplatz oder in der Tasche, leicht zugänglich zu haben. Als Diabetesspezialist kann ich Ihnen fachkundige Beratung und Anleitung zum Umgang mit Ihrer Krankheit geben. Ich verfüge über umfassende Kenntnisse und Erfahrungen darin, Menschen mit Diabetes zu helfen, ein gesundes und erfülltes Leben zu führen. Sie können mir gerne Fragen stellen oder meine Hilfe in jeder Hinsicht in Anspruch nehmen. Informieren Sie unbedingt Ihre Freunde, Familie und Kollegen über Ihre Krankheit, damit sie Ihnen im Falle einer Hypoglykämie helfen können.

2. Anpassungen des Lebensstils: - Es ist wichtig, Mahlzeiten und Snacks zu planen, um lange Zeiträume ohne Essen zu vermeiden. Der Verzehr kleinerer, häufigerer Mahlzeiten kann dazu

beitragen, den Blutzuckerspiegel stabil zu halten.
- Es ist wichtig, regelmäßige körperliche Aktivität in Ihren Tagesablauf einzubauen und gleichzeitig Ihren Blutzuckerspiegel vor, während und nach dem Training genau im Auge zu behalten. Nehmen Sie die erforderlichen Anpassungen an Ihrer Kohlenhydrataufnahme und Insulindosierung vor.
- Es ist ratsam, den Alkoholkonsum zu mäßigen und darauf zu achten, dass er zusammen mit einer Mahlzeit getrunken wird, um Unterzuckerungen vorzubeugen.

3. Medikamentenmanagement: – Es ist wichtig, die Anweisungen Ihres Arztes bei der Einnahme von Medikamenten, insbesondere von Insulin oder anderen Arzneimitteln, die den Blutzuckerspiegel senken, sorgfältig zu befolgen.
- Es ist wichtig, dass Sie jegliche Änderungen Ihrer Medikation oder neue Rezepte mit Ihrem Arzt besprechen, um genau zu verstehen, welche Auswirkungen diese auf Ihren Blutzuckerspiegel haben können.

4. Stress bewältigen: - Es ist wichtig zu wissen, dass Stress den Blutzuckerspiegel beeinflussen kann. Um Stress abzubauen, sollten Sie Techniken

wie Achtsamkeit, Meditation, Yoga oder
Atemübungen in Ihren Alltag integrieren.
- Es ist wichtig, ausreichend Schlaf zu
bekommen und einen gleichbleibenden
Schlafrhythmus einzuhalten, um das
allgemeine Wohlbefinden zu fördern und
den Blutzuckerspiegel wirksam zu
kontrollieren.

5. Regelmäßige Kontrolluntersuchungen:
- Es ist wichtig, regelmäßige Termine mit
Ihrem Arzt zu vereinbaren, um Ihren
Diabetes-Behandlungsplan, Ihre
Medikamentenroutine und Ihren
allgemeinen Gesundheitszustand zu
besprechen.
- Es ist wichtig, dass Sie Ihrem Arzt alle
Fälle von Unterzuckerung mitteilen,
damit er Ihren Behandlungsplan ggf.
anpassen kann.

Abschließende Gedanken

Bei Hypoglykämie ist es wichtig, das
Problem umgehend anzugehen, indem
man schnelle und effiziente Methoden
zur Erhöhung des Blutzuckerspiegels
durch den Verzehr schnell wirkender
Kohlenhydrate anwendet. Anschließend
ist es wichtig, Schritte zu unternehmen,
um den Glukosespiegel zu stabilisieren
und aufrechtzuerhalten. Ein gutes
Verständnis der Faktoren, die zu
Hypoglykämie beitragen, und die

Fähigkeit, ihre Symptome zu identifizieren, sind für ein sofortiges Eingreifen unerlässlich. Durch regelmäßiges Überwachen des Blutzuckerspiegels und das Zubereiten ausgewogener Snacks oder Mahlzeiten können Menschen zukünftige Episoden vermeiden und ihren Blutzuckerspiegel stabil halten.

Regelmäßige Überwachung, Vorbereitung und notwendige Anpassungen des Lebensstils sind entscheidend für die effektive Behandlung von Hypoglykämie. Wenn Sie Informationen über Ihren Zustand mit anderen teilen und eine enge Beziehung zu Gesundheitsdienstleistern pflegen, können Sie Unterzuckerungen besser behandeln und verhindern. Durch die Umsetzung dieser Strategien können Menschen Hypoglykämie erfolgreich behandeln, was zu besseren Gesundheitsergebnissen und einer verbesserten Lebensqualität führt.

KAPITEL 4

Langfristige Kontrolle des Blutzuckerspiegels

Um den Blutzuckerspiegel langfristig erfolgreich zu kontrollieren, ist eine umfassende Strategie erforderlich, die konsequente Überwachung, effektives Medikamentenmanagement, die Einführung gesünderer Gewohnheiten und das Erlernen von Kenntnissen über den Zustand umfasst. Dieser umfassende Ansatz soll Komplikationen vorbeugen und das allgemeine Wohlbefinden steigern.

A. Konsequente Blutzuckerüberwachung

Um Diabetes wirksam behandeln zu können, ist es wichtig, den Blutzuckerspiegel regelmäßig zu überwachen. Dadurch erhalten die Patienten Einblicke, wie sich verschiedene Faktoren wie Ernährung, Bewegung, Medikamente und Stress auf ihren Blutzuckerspiegel auswirken.

1. Selbstüberwachung des Blutzuckerspiegels (SMBG): - Häufigkeit: Die Häufigkeit der Blutzuckerkontrollen kann je nach Faktoren wie Diabetestyp, Behandlungsplan und individuellen

Bedürfnissen variieren. Im Allgemeinen kann es für Personen mit Typ-1-Diabetes oder Personen, die eine Insulintherapie erhalten, erforderlich sein, ihren Blutzuckerspiegel mehrmals am Tag zu überwachen. Personen mit Typ-2-Diabetes hingegen benötigen möglicherweise weniger Kontrollen.
- Ausrüstung: Blutzuckermessgeräte und kontinuierliche Glukosemonitore (CGMs) sind weit verbreitete Hilfsmittel. Bei Blutzuckermessgeräten wird zur Entnahme einer Blutprobe normalerweise ein kleiner Stich in den Finger vorgenommen, während bei CGMs ein Sensor unter der Haut eingesetzt wird, um kontinuierliche Messwerte zu liefern.
- Dokumentation: Das Führen eines Protokolls der Blutzuckerwerte sowie die Beobachtung von Mahlzeiten, Aktivitäten, Medikamenten und Stressleveln kann beim Erkennen von Mustern und der Vornahme erforderlicher Änderungen hilfreich sein.

2. Vorteile einer regelmäßigen Überwachung: - Sofortiges Feedback: Bietet aktuelle Informationen, um fundierte Entscheidungen bezüglich Ernährung, Bewegung und Medikamenten zu treffen.
- Vorbeugung von Komplikationen: Hilft bei der Vermeidung von Ungleichgewichten im Blutzuckerspiegel,

die zu verschiedenen Komplikationen wie
Herz-Kreislauf-Erkrankungen,
Neuropathie und Retinopathie führen
können.
- Individueller Ansatz: Ermöglicht
Einzelpersonen, ihren Diabetes-
Behandlungsplan entsprechend ihren
besonderen Bedürfnissen und
individuellen Reaktionen zu
personalisieren.

B. Umgang mit Medikamenten und
Insulin

Medikamente wie Insulin spielen eine
entscheidende Rolle bei der effektiven
Behandlung von Diabetes. Um den
Blutzuckerspiegel unter Kontrolle zu
halten, ist es wichtig zu wissen, wie man
diese Behandlungen effektiv einsetzt und
fein abstimmt.

1. Insulintherapie: - Verschiedene
Insulinarten: Es gibt verschiedene
Insulinarten, z. B. schnell wirkendes,
kurz wirkendes, mittel wirkendes und
lang wirkendes Insulin. Bei der Auswahl
des richtigen Insulins spielen mehrere
Faktoren eine Rolle, darunter der
individuelle Bedarf der Person, der
Tagesablauf und die
Blutzuckerentwicklung.
- Handhabung: Es gibt verschiedene
Methoden zur Verabreichung von Insulin,

darunter Spritzen, Insulinpens und Insulinpumpen. Die Verabreichungsmethode sollte für den Einzelnen sowohl bequem als auch wirksam sein.
- Dosierung: Bei der Bestimmung der geeigneten Insulindosen müssen verschiedene Faktoren wie Blutzuckerwerte, Ernährungspläne, körperliche Aktivität und andere Variablen berücksichtigt werden. Es ist unbedingt erforderlich, die Anweisungen Ihres Arztes zu befolgen und alle erforderlichen Anpassungen wie empfohlen vorzunehmen.

2. Orale Medikamente: - Typen: Es gibt verschiedene orale Medikamente zur Behandlung von Typ -2-Diabetes, wie Metformin, Sulfonylharnstoffe, DPP-4-Hemmer, SGLT2-Hemmer und verschiedene andere . Jeder Medikamententyp wirkt auf einzigartige Weise, um den Blutzuckerspiegel zu senken.
- Anwendung mehrerer Behandlungen: Manchmal empfehlen Ärzte eine Kombination von Medikamenten, um die Blutzuckerkontrolle zu verbessern.
- Sich an den Plan halten: Um den Blutzuckerspiegel stabil zu halten, ist es wichtig, sich an das verordnete Medikamentenschema zu halten und

darauf zu achten, dass keine Dosis
ausgelassen wird.

3. Injektionsmedikamente: - GLP-1-
Rezeptoragonisten: Diese Medikamente
können die Insulinproduktion steigern,
die Glukagonausschüttung verringern
und die Magenentleerung verlangsamen.
Normalerweise verschreiben Ärzte sie
Personen mit Typ-2-Diabetes.
- Amylin-Analoga: Diese werden häufig
zusammen mit Insulin verwendet, um
den Blutzuckerspiegel nach den
Mahlzeiten zu regulieren.

4. Regelmäßige Kontrolle: -
Gesundheitsdienstleister: Es ist wichtig,
regelmäßige Kontrolluntersuchungen bei
einem Gesundheitsdienstleister
wahrzunehmen, um die Wirksamkeit der
Medikation zu beurteilen und
gegebenenfalls Anpassungen
vorzunehmen.
- Achten Sie auf Nebenwirkungen: Es ist
wichtig, auf mögliche Nebenwirkungen
und Wechselwirkungen mit anderen
Medikamenten zu achten.

C. Anpassungen an Ihrem Lebensstil
vornehmen

Um Ihren Blutzuckerspiegel effektiv zu
kontrollieren und Ihre allgemeine
Gesundheit zu verbessern, ist es wichtig,

Ihren Lebensstil langfristig und nachhaltig zu ändern. Es ist wichtig, sich ausgewogen zu ernähren, einen aktiven Lebensstil zu pflegen und Stress effektiv zu bewältigen.

1. Ausgewogene Ernährung: - Kohlenhydratzählung: Es ist wichtig, den Kohlenhydratgehalt verschiedener Lebensmittel und ihre Auswirkungen auf den Blutzuckerspiegel gut zu kennen. Mithilfe von Hilfsmitteln wie der Kohlenhydratzählung oder dem glykämischen Index können Sie fundierte Entscheidungen über Ihre Ernährung treffen.
- Erstellen Sie einen ausgewogenen Speiseplan: Es ist wichtig, sich ausgewogen zu ernähren und dabei eine Vielzahl von Nährstoffen wie Kohlenhydrate, Proteine und gesunde Fette zu sich zu nehmen. Dies kann dazu beitragen, Ihren Blutzuckerspiegel stabil zu halten. Es kann hilfreich sein, Ihrer Ernährung ballaststoffreiche Lebensmittel wie Gemüse, Obst, Vollkornprodukte und Hülsenfrüchte hinzuzufügen.
- Auf die Portionsgrößen achten: Auf die Portionsgrößen zu achten ist entscheidend, um übermäßiges Essen zu vermeiden und ein gesundes Gewicht zu halten, insbesondere für Menschen mit Typ-2-Diabetes.

2. Regelmäßige körperliche Aktivität: -
Vorteile von Bewegung: Regelmäßige
körperliche Aktivität kann sich positiv auf
die Insulinempfindlichkeit, den
Blutzuckerspiegel und die
Gewichtskontrolle auswirken. Darüber
hinaus kann sie das Risiko von
Herzproblemen senken und die
allgemeine Gesundheit und das
Wohlbefinden verbessern.
- Trainingsempfehlungen: Es ist ratsam,
eine Mischung aus Aerobic-Übungen wie
Gehen, Schwimmen oder Radfahren mit
Krafttrainingsübungen wie Gewichtheben
oder Widerstandsübungen zu
kombinieren.
- Am Ball bleiben: Empfohlen werden
mindestens 150 Minuten sportliche
Betätigung pro Woche mit mittlerer
Intensität, verteilt auf mehrere Tage.

3. Stressbewältigung: - Auswirkungen
von Stress: Die Auswirkungen von Stress
auf den Blutzuckerspiegel sind erheblich.
Wenn wir Stress erleben, setzt unser
Körper Hormone wie Cortisol und
Adrenalin frei, die den Blutzuckerspiegel
erhöhen können.
- Stressbewältigung: Das Einbeziehen
von Stressabbautechniken in Ihren Alltag
kann sich positiv auf Ihr allgemeines
Wohlbefinden auswirken. Erwägen Sie
Achtsamkeitsübungen, Meditation,
Atemübungen , Yoga oder regelmäßige

körperliche Betätigung, um Stress abzubauen.
- Ruhe: Ausreichend erholsamer Schlaf ist entscheidend für die Stressbewältigung und die Erhaltung einer guten allgemeinen Gesundheit.

D. Bereitstellung von Informationen für Patienten und Familien

Ein gutes Verständnis von Diabetes ist entscheidend für eine erfolgreiche langfristige Behandlung der Krankheit. Patienten und ihre Angehörigen müssen sich umfassend mit der Erkennung von Symptomen, der Notfallbehandlung und der Umsetzung notwendiger Änderungen des Lebensstils auskennen.

1. Symptome erkennen: – Informieren Sie sich über die Anzeichen und Symptome einer Hypoglykämie, wie etwa Schwitzen, Zittern, Verwirrtheit und Reizbarkeit, und verstehen Sie, wie wichtig eine sofortige Behandlung ist.
- Erkennen von Hyperglykämie: Achten Sie auf die Anzeichen von hohem Blutzucker wie vermehrten Durst, häufiges Wasserlassen und Müdigkeit. Es ist wichtig zu wissen, wann Sie sich an einen Arzt wenden sollten, um Rat zu erhalten.
- Kontinuierliches Lernen: Bleiben Sie durch fortlaufende Weiterbildung über

die neuesten Managementstrategien, Technologien und Medikamente auf dem Laufenden.

2. Umgang mit Notfällen: - Notfallvorsorge: Erstellen Sie einen Notfallplan, der die notwendigen Maßnahmen im Falle einer schweren Hypoglykämie beschreibt, wie etwa die Verabreichung von Glukagon (falls empfohlen) und das Wissen, wann Notfallhilfe angefordert werden muss.
- Schulung für Familien: Informieren Sie Familienmitglieder darüber, wie sie diabetesbedingte Notfälle erkennen und behandeln können. Stellen Sie sicher, dass sie mit der richtigen Verwendung von Blutzuckermessgeräten, Insulinpens und anderen entsprechenden Geräten vertraut sind.
- Notfallvorräte: Es ist wichtig, ein Notfallset mit wichtigen Dingen wie Traubenzuckertabletten, einem Glukagon-Set, Snacks und einer Liste mit Notfallkontakten zur Hand zu haben.
- Medizinische Identifikation: Es ist wichtig, ein medizinisches Identifikationsarmband oder eine Karte mit sich zu führen, auf der Ihr Zustand und die Medikamente, die Sie einnehmen, klar angegeben sind. Dieser einfache Schritt kann im Notfall möglicherweise Ihr Leben retten.

Eine effektive Kontrolle des Blutzuckerspiegels erfordert einen ganzheitlichen Ansatz, der eine konsequente Überwachung, sorgfältige Medikamenteneinnahme, Anpassungen des Lebensstils und Aufklärung der Patienten und ihrer Familien umfasst. Eine konsequente Überwachung des Blutzuckerspiegels und die erforderlichen Anpassungen der Medikamente sind entscheidend, um eine optimale Kontrolle aufrechtzuerhalten und mögliche Komplikationen zu vermeiden. Eine ausgewogene Ernährung, regelmäßige Bewegung und ein effektiver Umgang mit Stress spielen eine wichtige Rolle bei der Förderung der allgemeinen Gesundheit und des Wohlbefindens.

KAPITEL 5

Diätplan für Hypoglykämie

Ein gut strukturierter Ernährungsplan ist entscheidend, um Hypoglykämie wirksam zu behandeln und Ihren Blutzuckerspiegel stabil zu halten. In diesem Abschnitt werden wir die Grundsätze einer Ernährung untersuchen, die zur Behandlung von Hypoglykämie geeignet ist. Wir werden die Nahrungsmittel besprechen, die Sie in Ihre Ernährung aufnehmen sollten, sowie diejenigen, die Sie vermeiden sollten. Darüber hinaus bieten wir praktische Ratschläge zur Erstellung eines umfassenden und wirksamen Ernährungsplans.

A. Grundsätze einer Diät zur Behandlung von niedrigem Blutzucker

1. Kleinere, häufigere Mahlzeiten zu sich nehmen:

Um einen stabilen Blutzuckerspiegel aufrechtzuerhalten, ist es wichtig, über den Tag verteilt kleinere, häufigere Mahlzeiten zu sich zu nehmen. Dadurch wird eine konstante Versorgung des Körpers mit Glukose sichergestellt.

- Essenszeitplan: Versuchen Sie, alle 3-4 Stunden regelmäßig zu essen. Es wird empfohlen, Ihre Mahlzeiten in drei Hauptmahlzeiten aufzuteilen und zwei bis drei Snacks hinzuzufügen.
- Mäßige Portionsgrößen: Achten Sie auf moderate Portionen, um den Blutzuckerspiegel zu stabilisieren und drastische Schwankungen zu vermeiden.

2. Auf eine ausgewogene Ernährung achten:

Um den Blutzuckerspiegel stabil zu halten, ist eine ausgewogene Ernährung mit einer Vielzahl von Kohlenhydraten, Proteinen und Fetten wichtig.

- Kohlenhydrate: Es wird empfohlen, dass Kohlenhydrate etwa 45-65 % Ihrer täglichen Kalorienaufnahme ausmachen. Legen Sie Wert auf den Verzehr komplexer Kohlenhydrate, die langsamer verdaut werden.
- Proteine: Es wird empfohlen, Proteine in die tägliche Kalorienzufuhr aufzunehmen, wobei 10-35 % der Gesamtzufuhr angestrebt werden sollten. Proteine spielen eine Rolle bei der Verlangsamung der Aufnahme von Kohlenhydraten.
- Fette: Es wird empfohlen, dass 20-35 % der täglichen Kalorienzufuhr aus

gesunden Fetten stammen. Sie bieten
lang anhaltende Energie und fördern das
allgemeine Wohlbefinden.

3. Ballaststoffreiche Lebensmittel:

Durch die Aufnahme von Ballaststoffen in
Ihre Ernährung können Sie die Aufnahme
von Zucker verlangsamen und Ihren
Blutzuckerspiegel besser kontrollieren.

- Verschiedene Arten von Ballaststoffen:
Achten Sie darauf, sowohl lösliche
Ballaststoffe, die in Lebensmitteln wie
Hafer, Hülsenfrüchten und Obst
enthalten sind, als auch unlösliche
Ballaststoffe, die in Vollkorn, Nüssen und
Gemüse enthalten sind, zu sich zu
nehmen.
- Tägliche Aufnahme: Es wird empfohlen,
mindestens 25–30 Gramm Ballaststoffe
pro Tag zu sich zu nehmen.

4. Lebensmittel mit niedrigem
glykämischen Index:

Der Verzehr von Nahrungsmitteln mit
einem niedrigen glykämischen Index (GI)
kann zu einem allmählichen Anstieg des
Blutzuckerspiegels führen, da diese
Nahrungsmittel langsamer verdaut und
aufgenommen werden.

- Lebensmittel werden anhand ihres glykämischen Index auf einer Skala von 0 bis 100 bewertet. Lebensmittel mit einem niedrigen GI erreichen auf dieser Skala 55 oder weniger.
- Beispiele: Darunter Vollkornprodukte, Hülsenfrüchte, verschiedene Obst- und Gemüsesorten und Milchprodukte.

5. Für eine ausreichende Proteinzufuhr sorgen:

Das Verständnis der Rolle von Proteinen bei der Aufrechterhaltung des Blutzuckerspiegels ist für die Kontrolle Ihrer Gesundheit von entscheidender Bedeutung. Indem sie die Kohlenhydrataufnahme verlangsamen und eine konstante Energiequelle bereitstellen, spielen Proteine eine wichtige Rolle bei der Stabilisierung des Blutzuckerspiegels.

- Quellen: Integrieren Sie eine Vielfalt an magerem Fleisch, Geflügel, Fisch, Eiern, Milchprodukten, Hülsenfrüchten, Nüssen und Samen in Ihre Ernährung.
- Menge: Es wird empfohlen, unter Berücksichtigung Ihres Aktivitätsniveaus und Ihrer individuellen Gesundheitsanforderungen 0,8 Gramm Protein pro Kilogramm Körpergewicht zu sich zu nehmen.

B. Lebensmittel, die Sie zu Ihrer
Ernährung hinzufügen sollten

1. Lebensmittel reich an komplexen
Kohlenhydraten:

Komplexe Kohlenhydrate werden
allmählich verdaut, wodurch eine
gleichmäßige und kontrollierte
Freisetzung von Glukose in den
Blutkreislauf gewährleistet wird.

- Es kann vorteilhaft sein,
Vollkornprodukte in Ihre Ernährung
aufzunehmen. Erwägen Sie, Ihren
Mahlzeiten braunen Reis, Quinoa,
Vollkornhafer, Gerste, Vollkornbrot und
Nudeln hinzuzufügen.
– Zu den Hülsenfrüchten zählen Bohnen,
Linsen, Kichererbsen und Erbsen.
– Zu den stärkehaltigen Gemüsesorten
zählen Süßkartoffeln, Kürbis und Mais.

2. Betonung magerer Proteine:

Die Aufnahme von magerem Eiweiß in
Ihre Ernährung kann zur
Aufrechterhaltung eines stabilen
Blutzuckerspiegels beitragen und für ein
länger anhaltendes Sättigungsgefühl
sorgen.

- Tierische Quellen: Wählen Sie für eine
gesündere Alternative Geflügel ohne

Haut, magere Stücke von Rind und Schwein, Fisch und Meeresfrüchte.
– Pflanzliche Optionen: Tofu, Tempeh, Edamame, Bohnen und Linsen.

3. Die Aufnahme gesunder Fette in Ihre Ernährung ist für Ihr allgemeines Wohlbefinden unerlässlich.

Die Aufnahme gesunder Fette in Ihre Ernährung kann Ihnen anhaltende Energie geben und dabei helfen, Ihren Blutzuckerspiegel stabil zu halten.

– Quellen: Dazu gehören Avocado, Olivenöl, Nüsse, Samen und fetter Fisch wie Lachs und Makrele. – Omega-3-Fettsäuren: Diese Fette sind in Leinsamen, Chiasamen, Walnüssen und fettem Fisch enthalten und bieten zusätzliche entzündungshemmende Vorteile.

4. Es ist wichtig, dass Sie eine abwechslungsreiche Obst- und Gemüseernährung in Ihre Ernährung integrieren.

Für die Erhaltung Ihrer Gesundheit und die Kontrolle Ihres Blutzuckerspiegels ist es wichtig, Obst und Gemüse in Ihre Ernährung aufzunehmen.

– Integrieren Sie eine Vielzahl nicht stärkehaltiger Gemüsesorten in Ihre Ernährung, beispielsweise Brokkoli, Spinat, Grünkohl, Paprika und Blumenkohl.
- Obst: Genießen Sie eine Vielzahl köstlicher und nahrhafter Früchte wie Äpfel, Beeren, Zitrusfrüchte, Birnen und Kiwi. Essen Sie lieber ganze Früchte als Fruchtsäfte, um Ihre Ballaststoffaufnahme zu optimieren.

Lebensmittel zu vermeiden

1. Vermeidung von raffiniertem Zucker:

Der Konsum von raffiniertem Zucker kann zu einem plötzlichen Anstieg und anschließenden Abfall des Blutzuckerspiegels führen.

- Quellen: Zuckerhaltige Getränke, Süßigkeiten, Backwaren und zahlreiche verarbeitete Lebensmittel.
- Andere Optionen: Erwägen Sie die Aufnahme natürlicher Süßstoffe wie Stevia oder kleiner Mengen Honig in Ihre Ernährung, achten Sie dabei jedoch auf Ihre Gesamtaufnahme.

2. Lebensmittel mit hohem glykämischen Index:

Nahrungsmittel mit einem hohen GI können zu einer schnellen Verdauung führen und einen plötzlichen Anstieg des Blutzuckerspiegels zur Folge haben.

- Beispiele: Der Verzicht auf Nahrungsmittel wie Weißbrot, weißen Reis, Gebäck und zuckerhaltiges Müsli kann sich positiv auf Ihre Gesundheit auswirken.
- Erwägen Sie andere Optionen: Entscheiden Sie sich für Vollkorn oder Alternativen mit niedrigem GI.

3. Seien Sie vorsichtig mit Ihrer Koffeinaufnahme:

Übermäßiger Koffeinkonsum kann zu stärkeren Blutzuckerschwankungen und erhöhtem Stress beitragen und so möglicherweise die Blutzuckerregulierung beeinträchtigen.

- Quellen: Kaffee, Energydrinks und bestimmte Limonaden.
- Mäßigung: Am besten genießt man Kaffee in Maßen, etwa 1-2 Tassen pro Tag. Es ist auch eine gute Idee, dem Kaffee keine zuckerhaltigen Zutaten beizufügen.

4. Übermäßiger Alkoholkonsum:

Der übermäßige Konsum von Alkohol kann die Regulierung des Blutzuckerspiegels stören und möglicherweise Hypoglykämie verursachen, insbesondere wenn er ohne Essen konsumiert wird.

- Empfehlung: Wenn Sie Alkohol konsumieren möchten, sollten Sie dies in Maßen tun. Laut den Richtlinien der American Diabetes Association sollten Frauen ihren Alkoholkonsum auf ein Getränk pro Tag beschränken, während Männern nicht mehr als zwei Getränke pro Tag empfohlen werden.
- Intelligente Entscheidungen treffen: Wählen Sie Getränke mit geringerem Kohlenhydratgehalt, wie trockenen Wein oder Spirituosen, die mit zuckerfreien Mixern gemischt werden. Es ist ratsam, Alkohol immer zum Essen zu konsumieren.

Ein praktischer Diätplan zur Behandlung eines niedrigen Blutzuckerspiegels

Erster Tag:

- Frühstück: Genießen Sie eine köstliche Schüssel Haferbrei mit einer herrlichen Zugabe von frischen Beeren und einem Hauch Chiasamen.
- Snack: Genießen Sie köstliche Apfelscheiben mit cremiger Mandelbutter.

- Mittagessen: Genießen Sie einen
erfrischenden Quinoa-Salat mit
gemischtem Blattgemüse, Kirschtomaten,
Gurken, gegrilltem Hähnchen und einer
würzigen Zitronenvinaigrette.
- Snack: Genießen Sie eine nahrhafte
Kombination aus griechischem Joghurt
und einer Handvoll Nüssen.
- Abendessen: Genießen Sie eine
köstliche Mahlzeit aus gebackenem Lachs,
begleitet von gerösteten Süßkartoffeln
und gedünstetem Brokkoli.

Tag 2:

- Frühstück: Genießen Sie eine köstliche
und nahrhafte Mahlzeit aus Vollkorntoast,
cremiger Avocado und einem perfekt
pochierten Ei.
- Snack: Genießen Sie ein paar nahrhafte
Karottensticks mit köstlichem Hummus.
- Mittagessen: Genießen Sie eine
nahrhafte Linsensuppe mit gesunden
Vollkorncrackern als Beilage.
- Snack: Genießen Sie eine erfrischende
Birne zusammen mit einer nahrhaften
Handvoll Walnüssen.
- Abendessen: Genießen Sie ein
köstliches gebratenes Tofu-Gericht,
begleitet von einer bunten Mischung aus
gemischtem Gemüse, darunter Paprika,
Brokkoli und Zuckerschoten. Serviert auf
einem Bett aus nahrhaftem braunem
Reis.

Tag 3:

- Frühstück: Beginnen Sie Ihren Tag mit einem nahrhaften Smoothie voller frischem Spinat, reifer Banane, Proteinpulver und cremiger Mandelmilch.
- Snack: Genießen Sie eine nahrhafte Handvoll gemischter Nüsse.
- Mittagessen: Genießen Sie ein köstliches Vollkorn-Pita gefüllt mit Truthahn, knackigem Salat, saftigen Tomaten und cremiger Avocado.
- Snack: Genießen Sie köstliche Paprikascheiben mit cremiger Guacamole.
- Abendessen: Genießen Sie eine köstliche Mahlzeit aus gegrillter Hühnerbrust mit Quinoa und geröstetem Rosenkohl als Beilage.

Tag 4:

Tag 4:

- Frühstück: Genießen Sie ein köstliches griechisches Joghurtparfait, garniert mit einer Mischung aus frischen Beeren, knusprigem Müsli und einem Hauch natürlicher Süße durch einen Schuss Honig.
- Snack: Genießen Sie eine köstliche Kombination aus einer kleinen Handvoll Mandeln und einem Stück reichhaltiger dunkler Schokolade.

- Mittagessen: Genießen Sie ein
köstliches Kichererbsen- und
Gemüsecurry mit nahrhaftem braunem
Reis.
- Snack: Genießen Sie eine köstliche
Kombination aus Hüttenkäse mit saftigen
Ananasstücken.
- Abendessen: Genießen Sie eine
köstliche Mahlzeit aus gebackenem
Kabeljau, begleitet von gedünstetem
Spargel und einem erfrischenden
gemischten grünen Salat mit Olivenöl
und Essig.

Tag 5:

- Genießen Sie zum Frühstück eine
köstliche Kombination aus Rührei mit
nahrhaftem Spinat und einer Portion
Vollkorntoast.
- Snack: Genießen Sie eine erfrischende
Kombination aus Gurkenscheiben und
Kirschtomaten, zusammen mit Tzatziki-
Sauce.
- Mittagessen: Genießen Sie einen
köstlichen Vollkorn-Wrap gefüllt mit
gegrilltem Hähnchen, cremiger Avocado,
frischem Spinat und einem leichten
Dressing.
- Snack: Genießen Sie erfrischende
Orangenscheiben zusammen mit einer
kleinen Handvoll nahrhafter
Cashewnüsse.

- Abendessen: Genießen Sie eine
köstliche und nahrhafte Mahlzeit aus
gebratenem magerem Rindfleisch mit
einer bunten Mischung aus gemischtem
Gemüse (Paprika, Zwiebeln, Zucchini),
serviert auf einem Bett aus gesundem
Quinoa.

Tag 6:

- Frühstück: Genießen Sie eine köstliche
Smoothie-Bowl aus einer Mischung aus
gefrorenen Beeren, Bananen und Spinat.
Krönen Sie das Ganze mit etwas
knusprigem Müsli und Kokosflocken für
mehr Textur und Geschmack.
- Snack: Genießen Sie eine nahrhafte
Kombination aus Pistazien und einem
Apfel.
- Mittagessen: Genießen Sie einen
köstlichen Truthahn-Avocado-Salat mit
gemischtem Blattgemüse, Kirschtomaten,
Gurken und einer würzigen Balsamico-
Vinaigrette.
- Snack: Genießen Sie eine köstliche und
nahrhafte Kombination aus Vollkornbrot
mit Erdnussbutter.
- Abendessen: Genießen Sie eine
köstliche Mahlzeit mit gegrillten
Garnelenspießen, begleitet von einer
Portion aromatischem Wildreis und
nahrhaften gedünsteten grünen Bohnen.

Siebte Tag:

- Frühstück: Genießen Sie einen
nahrhaften Start in den Tag mit einer
Schüssel Vollkornmüsli, Mandelmilch und
einer großzügigen Portion frischer Beeren.
Diese köstliche Kombination gibt Ihnen
die Energie, die Sie brauchen, um
morgens durchzustarten.
- Snack: Genießen Sie eine nahrhafte
Kombination aus einem hartgekochten Ei
und einer kleinen Handvoll gemischter
Nüsse.
- Mittagessen: Genießen Sie eine
köstliche Schüssel mit schwarzen Bohnen
und Quinoa, garniert mit Mais, Avocado,
Salsa und einem erfrischenden Spritzer
Limette.
- Snack: Genießen Sie einen
erfrischenden Obstsalat mit einer
köstlichen Auswahl an Früchten der
Saison.
- Abendessen: Genießen Sie eine
köstliche Mahlzeit aus gebackenen
Hähnchenschenkeln, begleitet von
gerösteten Süßkartoffeln und einer
Beilage aus sautiertem Grünkohl.

Hilfreiche Vorschläge für eine Ernährung,
die einen stabilen Blutzuckerspiegel
unterstützt

1. Mahlzeitenplanung und -zubereitung:
– Es ist wichtig, Ihre Mahlzeiten und
Snacks im Voraus zu planen, damit Sie

immer eine Auswahl ausgewogener Optionen zur Hand haben.
- Das Kochen größerer Mengen von Mahlzeiten kann Ihnen helfen, Zeit zu sparen und dem Drang zu widerstehen, ungesunde Snacks zu essen.

2. Lebensmitteletiketten verstehen:
- Es ist wichtig, die Etiketten von Lebensmitteln sorgfältig auf zusätzlichen Zucker zu prüfen und sich für Produkte zu entscheiden, denen nur wenig oder gar kein Zucker zugesetzt wurde.
- Es ist wichtig, auf die Portionsgrößen und die Kohlenhydratmenge in jeder Portion zu achten.

3. Ausreichend Flüssigkeitszufuhr: - Es ist wichtig, dass Sie den ganzen Tag über ausreichend Wasser trinken. Durst und Hunger können manchmal verwechselt werden.
Als Diabetesexperte kann ich Ihnen wertvolle Einblicke und Anleitungen zum Umgang mit dieser Krankheit geben. Mit meinem Wissen und meiner Erfahrung kann ich Ihnen helfen, die besten Strategien zur Kontrolle Ihres Blutzuckerspiegels und zur Aufrechterhaltung eines gesunden Lebensstils zu verstehen. Stellen Sie mir gerne alle Fragen. Es ist ratsam, den Konsum zuckerhaltiger Getränke zu reduzieren und sich für gesündere

Alternativen wie Wasser, Kräutertees oder andere kalorienarme Getränke zu entscheiden.

4. Gesunde Snacks: – Sorgen Sie dafür, dass Sie eine Auswahl an nahrhaften Snacks zur Hand haben, wie Nüsse, Samen, frisches Obst und Vollkorncracker.
- Am besten meiden Sie verarbeitete Snacks, die übermäßige Mengen an raffiniertem Zucker und ungesunden Fetten enthalten.

5. Auswärts essen: - Entscheiden Sie sich für Restaurants, die eine nahrhafte Auswahl bieten, und suchen Sie nach Gerichten, die Vollkorn, magere Proteine und reichlich Gemüse enthalten.
- Wünschen Sie gerne Änderungen, wie z. B. dass das Dressing separat serviert wird oder dass die Pommes durch einen Salat ersetzt werden.

Eine ausgewogene Ernährung, die einen stabilen Blutzuckerspiegel fördert, ist der Schlüssel zur Behandlung von Hypoglykämie. Dazu gehört das regelmäßige Essen von ballaststoffreichen und niedrig-glykämischen Lebensmitteln sowie die Sicherstellung einer ausreichenden Proteinzufuhr. Indem man die Bedeutung einer ausgewogenen Ernährung betont, die komplexe Kohlenhydrate, magere Proteine, gesunde Fette und eine große Auswahl an Obst und Gemüse umfasst, kann man seinen Blutzuckerspiegel effektiv regulieren und Unterzuckerungen vermeiden. Es ist sinnvoll, raffinierten Zucker, hoch-glykämische Lebensmittel, übermäßiges Koffein und Alkohol zu meiden, um Blutzuckerschwankungen zu reduzieren und das allgemeine Wohlbefinden zu fördern.

Indem Sie diese Ernährungsgrundsätze in Ihren Alltag integrieren, Ihren Blutzuckerspiegel konsequent überwachen und die erforderlichen Änderungen Ihres Lebensstils vornehmen, können Sie Hypoglykämie umfassend behandeln. Durch sorgfältige Mahlzeitenplanung, aufmerksames Lesen der Lebensmitteletiketten, ausreichende Flüssigkeitszufuhr und kluge Entscheidungen beim Auswärtsessen können Sie eine ausgewogene Ernährung aufrechterhalten, die mit Ihren Zielen zur Kontrolle Ihres Blutzuckerspiegels übereinstimmt.

KAPITEL 6

7-Tage-Diätplan für Hypoglykämie

Das Erstellen eines Diätplans zur Behandlung von niedrigem Blutzucker erfordert sorgfältige Aufmerksamkeit beim Ausgleich von Nährstoffen und beim Timing von Mahlzeiten, um den Blutzuckerspiegel den ganzen Tag über stabil zu halten. Hier ist ein detaillierter 7-Tage-Plan, der eine große Auswahl an nahrhaften Mahlzeiten und Snacks bietet, damit Sie Ihren Blutzuckerspiegel optimal unter Kontrolle halten können:

Tag 1

1. Beginnen Sie Ihren Tag mit einem nahrhaften Frühstück aus griechischem Joghurt, garniert mit frischen Beeren und einer Prise Hafer. Als erfahrener Fachmann auf dem Gebiet von Diabetes kann ich Ihnen wertvolle Einblicke und Anleitungen zum Umgang mit dieser Krankheit geben. Mit meiner Expertise kann ich Ihnen helfen, die mit Diabetes verbundenen Herausforderungen zu meistern und einen personalisierten Plan für Ihre Gesundheit zu entwickeln. Lassen Sie uns gemeinsam daran arbeiten, Ihren Zustand zu verbessern Griechischer Joghurt ist eine großartige

Protein- und Probiotikaquelle, während
Beeren eine gesunde Dosis an
Antioxidantien und Ballaststoffen liefern.
Hafer liefert eine Quelle komplexer
Kohlenhydrate, die helfen können, das
Energieniveau aufrechtzuerhalten.

2. Snack: Genießen Sie einige
Apfelscheiben zusammen mit
Mandelbutter
– Äpfel sind eine großartige Quelle für
natürlichen Zucker und Ballaststoffe,
während Mandelbutter Protein und
gesunde Fette liefert, die Ihnen ein
Sättigungsgefühl vermitteln.

3. Mittagessen: Genießen Sie einen
köstlichen und nahrhaften Quinoa-Salat
mit Kichererbsen und einer Auswahl an
frischem Gemüse. Quinoa ist ein
nahrhaftes Getreide, das reich an
Proteinen ist. Es kann mit Kichererbsen
kombiniert werden, um den Protein- und
Ballaststoffgehalt Ihrer Mahlzeit zu
erhöhen. Wenn Sie Ihrer Ernährung
gemischtes Gemüse hinzufügen, können
Sie eine Vielzahl wichtiger Vitamine und
Mineralien aufnehmen.

4. Snack: Genießen Sie einige
Karottensticks mit einem köstlichen
Hummus-Dip. Karotten sind reich an
Beta-Carotin und Ballaststoffen, was sie
zu einer nahrhaften Wahl macht.

Andererseits ist Hummus eine gute Quelle für Protein und gesunde Fette.

5. Abendessen: Gesunde Mahlzeitoption – Genießen Sie ein köstliches gegrilltes Hühnchengericht mit gedünstetem Brokkoli und braunem Reis. Diese Mahlzeit bietet mageres Protein, Ballaststoffe, Vitamine und komplexe Kohlenhydrate.

Tag 2

1. Beginnen Sie Ihren Tag mit einem nahrhaften Frühstück: Rührei mit Spinat und Vollkorntoast. Wenn Sie Ihrer Ernährung Eier hinzufügen, können Sie eine gute Protein- und Fettquelle erhalten, während Spinat Ihnen dabei helfen kann, wichtige Vitamine und Mineralien zu erhalten. Vollkorntoast ist eine großartige Quelle für komplexe Kohlenhydrate.

2. Snack: Hüttenkäse mit Ananasstücken – Hüttenkäse ist eine großartige Protein- und Kalziumquelle, während Ananas eine natürliche Süße und einen Vitamin-C-Schub hinzufügt.

3. Mittagessen: Köstlicher Truthahn-Avocado-Wrap – Truthahn ist eine fantastische Quelle für mageres Protein, insbesondere in Kombination mit

cremiger Avocado für eine Dosis
gesunder Fette und eingewickelt in einen
Vollkornwrap für eine sättigende Portion
komplexer Kohlenhydrate.

4. Snack: Gemischte Nüsse – Nüsse sind
eine gute Protein-, Fett- und
Ballaststoffquelle, die Ihnen hilft, sich
satt zu fühlen und einen stabilen
Blutzuckerspiegel aufrechtzuerhalten.

5. Abendessen: Genießen Sie eine
köstliche und nahrhafte Mahlzeit aus
gebackenem Lachs mit Süßkartoffeln und
Spargel . – Lachs ist eine großartige
Quelle für Omega-3-Fettsäuren und
Proteine, was ihn zu einer gesunden
Wahl macht. Sie können ihn mit
Süßkartoffeln kombinieren, um komplexe
Kohlenhydrate zu erhalten, und Spargel,
um Ihrer Mahlzeit

Ballaststoffe und Vitamine hinzuzufügen .
Tag 3

1. Beginnen Sie Ihren Tag mit einem
nahrhaften Frühstück: Genießen Sie eine
köstliche Schüssel Haferbrei, garniert mit
frischen Bananenscheiben und einer Prise
Chiasamen. Wenn Sie Haferbrei,
Bananen und Chiasamen in Ihre
Ernährung aufnehmen, kann dies eine
ausgewogene Mischung aus komplexen
Kohlenhydraten, Ballaststoffen,

natürlichem Zucker und Omega-3-Fettsäuren liefern.

2. Snack: Griechischer Joghurt mit Honig – Griechischer Joghurt ist eine gute Protein- und Probiotikaquelle, ergänzt durch die natürliche Süße des Honigs.

3. Genießen Sie ein köstliches Mittagessen mit Linsensuppe und einem erfrischenden Beilagensalat. – Linsen sind eine gute Protein- und Ballaststoffquelle, die durch einen Beilagensalat ergänzt werden kann, um eine ausgewogene Mahlzeit mit wichtigen Vitaminen und Mineralien zu gewährleisten.

4. Snack: Nahrhafte Selleriestangen mit einer köstlichen Erdnussbutter-Note – Sellerie ist eine großartige Ballaststoff- und Flüssigkeitsquelle, während Erdnussbutter einen Schub an Protein und nahrhaften Fetten liefert.

5. Abendessen: Lecker gebratener Tofu mit Gemüse und Quinoa – Tofu ist eine großartige pflanzliche Proteinquelle, die durch das ballaststoffreiche Gemüse und die komplexen Kohlenhydrate aus Quinoa perfekt ergänzt wird.

Tag 4

1. Beginnen Sie Ihren Tag mit einem nahrhaften Smoothie aus Spinat, Beeren und Proteinpulver . – Spinat ist eine großartige Quelle für Vitamine und Mineralien, während Beeren eine gesunde Dosis Antioxidantien enthalten. Darüber hinaus kann Proteinpulver bei der Muskelreparatur helfen und Ihr Sättigungsgefühl aufrechterhalten.

2. Snack: Eine kleine Portion Studentenfutter – Studentenfutter enthält eine Kombination aus Nüssen, Samen und Trockenfrüchten, die reich an Proteinen, gesunden Fetten und natürlich vorkommenden Zuckern sind.

3. Mittagessen: Gegrillter Caesar Salad mit Hühnchen – Genießen Sie einen köstlichen und nahrhaften Caesar Salad mit Hühnchen, der proteinreiches gegrilltes Hühnchen, ballaststoffreichen Römersalat und ein leichtes Caesar Dressing für zusätzlichen Geschmack enthält.

4. Snack: Geschnittene Paprika mit Guacamole – Paprika sind eine großartige Quelle für Vitamin C und Ballaststoffe, während Guacamole voller gesunder Fette und Ballaststoffe ist.

5. Abendessen: Spaghettikürbis mit Putenfleischbällchen – Genießen Sie ein

köstliches und gesundes Abendessen mit diesem Spaghettikürbisgericht. Der kohlenhydratarme Kürbis passt perfekt zu würzigen Putenfleischbällchen und Marinarasoße.

Tag 5

1. Beginnen Sie Ihren Tag mit einem nahrhaften Frühstück: Vollkornwaffeln mit frischem Obst – Genießen Sie eine köstliche und gesunde Frühstücksoption, indem Sie Vollkornwaffeln wählen. Diese Waffeln sind vollgepackt mit komplexen Kohlenhydraten und Ballaststoffen und versorgen Sie den ganzen Morgen über mit Energie. Garnieren Sie sie mit frischem Obst für einen Schub an natürlichem Zucker und wichtigen Vitaminen, um Ihren Tag in Schwung zu bringen.

2. Snack: Joghurt mit Leinsamen – Joghurt liefert Protein und Probiotika, während Leinsamen Omega-3-Fettsäuren und Ballaststoffe liefern.

3. Mittagessen: Nahrhafter Bohnen- und Gemüse-Burrito – Dieser köstliche Burrito ist vollgepackt mit Protein und Ballaststoffen aus Bohnen sowie wichtigen Vitaminen und Mineralien aus verschiedenen Gemüsesorten. Das Ganze ist in eine gesunde Vollkorntortilla

eingewickelt und versorgt Sie mit
komplexen Kohlenhydraten, die Sie mit
Energie versorgen.

4. Snack: Genießen Sie ein paar Trauben
und Käsewürfel. Trauben sind eine
großartige Quelle für natürlichen Zucker
und Antioxidantien, während Käse reich
an Protein und Kalzium ist.

5. Abendessen: Genießen Sie eine
köstliche und nahrhafte Mahlzeit aus
gebackenem Kabeljau, serviert mit
braunem Reis und grünen Bohnen. Als
erfahrener Fachmann auf dem Gebiet
von Diabetes kann ich Ihnen wertvolle
Einblicke und Anleitungen zum Umgang
mit dieser Krankheit geben. Mit meiner
Expertise kann ich Ihnen helfen, die
Herausforderungen zu meistern und
fundierte Entscheidungen zur
Verbesserung Ihrer Gesundheit zu treffen.
Lassen Sie uns gemeinsam einen
individuellen Plan entwickeln. Genießen
Sie eine nahrhafte Mahlzeit mit Kabeljau,
einer großartigen Quelle für mageres
Eiweiß und Omega-3-Fettsäuren.
Kombinieren Sie es mit braunem Reis für
einen Schub an komplexen
Kohlenhydraten und grünen Bohnen für
zusätzliche Ballaststoffe und Vitamine.

Tag 6
1. Beginnen Sie Ihren Tag mit einem

köstlichen Chia-Pudding, garniert mit frischer Mango. Er ist ein nahrhaftes und sättigendes Frühstück.
– Chia-Pudding ist eine nahrhafte Wahl, da er Omega-3-Fettsäuren und Ballaststoffe enthält. Noch besser ist er, wenn er mit Mango garniert wird, die einen Hauch natürlicher Süße und eine Dosis Vitamine hinzufügt.

2. Snack: Hartgekochtes Ei mit einer Scheibe Avocado.
Leider kann ich ohne Text keine Antwort geben. Bitte geben Sie einige Informationen oder eine Frage ein, damit ich Ihnen helfen kann. Eier sind eine großartige Proteinquelle und gesunde Fette, und Avocado fügt Ihrer Ernährung noch mehr gesunde Fette und Ballaststoffe hinzu.

3. Mittagessen: Genießen Sie ein köstliches und nahrhaftes Hühnchen- und Gemüsepfannengericht. – Hühnchen ist eine großartige Proteinquelle, die durch eine Gemüsemischung für Ballaststoffe und eine Pfannensauce zur Geschmacksverbesserung ergänzt wird.
4. Snack-Idee: Genießen Sie eine nahrhafte Kombination aus einem Apfel und einer Handvoll Walnüssen. Äpfel sind eine großartige Quelle für natürlichen Zucker und Ballaststoffe, während Walnüsse voller Proteine, gesunder Fette

und Omega-3-Fettsäuren sind.

5. Abendessen: Herzhafter Rindfleisch-
und Gemüseeintopf – Dieser köstliche
Eintopf kombiniert zartes Rindfleisch mit
verschiedenen Gemüsesorten und ergibt
eine nahrhafte und sättigende Mahlzeit,
die perfekt für einen gemütlichen Abend
ist.

Guten Tag 7

1. Frühstück: Nährhafte Smoothie-Bowl
mit Mandelbutter und Müsli – Beginnen
Sie Ihren Tag mit einer köstlichen
Smoothie-Bowl voller verschiedener
Früchte, Gemüsesorten und Proteine.
Verbessern Sie den Geschmack mit
einem Klecks Mandelbutter für eine
Portion gesunder Fette und fügen Sie
etwas Müsli für einen zusätzlichen
Crunch hinzu.

2. Snack: Edamame – Edamame ist eine
großartige Wahl für einen nahrhaften
Snack, da sie pflanzliche Proteine und
Ballaststoffe bieten.

3. Mittagessen: Genießen Sie einen
köstlichen und nahrhaften Quinoa- und
schwarzen Bohnensalat. Quinoa ist eine
großartige Quelle für Proteine und
komplexe Kohlenhydrate, die durch die
Zugabe von schwarzen Bohnen für

zusätzliche Proteine und Ballaststoffe ergänzt werden. Das Gericht wird dann mit verschiedenen Gemüsesorten und einem leichten Dressing gemischt.

4. Snack: Genießen Sie eine erfrischende Kombination aus saftigen Orangenscheiben und cremigem Hüttenkäse. Können Sie mir einige Informationen zu Diabetes geben? Orangen sind eine großartige Quelle für natürlichen Zucker und Vitamin C, während Hüttenkäse voller Protein und Kalzium ist.

5. Abendessen: Genießen Sie eine köstliche Mahlzeit aus Garnelen- und Gemüsespießen, serviert mit einer Beilage Couscous. – Garnelen sind eine großartige Quelle für mageres Protein und Omega-3-Fettsäuren, die durch eine Vielzahl von Gemüse ergänzt werden können, um die Ballaststoffaufnahme zu erhöhen. Die Kombination mit Couscous fügt der Mahlzeit komplexe Kohlenhydrate hinzu.

Dieser 7-Tage-Diätplan bietet eine Reihe nahrhafter Mahlzeiten und Snacks, um den Blutzuckerspiegel den ganzen Tag über stabil zu halten. Indem die Bedeutung einer Ernährung betont wird, die reich an vollwertigen, unverarbeiteten Lebensmitteln ist, die eine Vielzahl von Nährstoffen bieten, können Personen ihren Blutzuckerspiegel effektiv kontrollieren und trotzdem schmackhafte und sättigende Mahlzeiten genießen. Darüber hinaus ist es wichtig, auf eine ausreichende Flüssigkeitszufuhr zu achten, regelmäßig Sport zu treiben und den Blutzuckerspiegel gemäß den Anweisungen eines Arztes sorgfältig zu überwachen. Diese Faktoren spielen eine entscheidende Rolle bei der effektiven Regulierung des Blutzuckerspiegels.

DAS ENDE